Huiles essentielles pour les débutants :
Débuter avec les huiles essentielles Guide
By Dr. Mike Drew

Contenu

Description du livre

Quand il s'agit de services, sont des huiles essentielles pour certaines choses. Huiles essentielles augmentent la concentration de l'étonnant traitement des contusions, pour améliorer la digestion, réduire les toux réduit les fringales, pour soulager les symptômes de la gueule de bois, etc.... Parler de comment utiliser le soin de peau et de beauté, huiles essentielles de travail comme un agent de blanchiment naturel parfumeur et dents et réduire les rides, traitement des pellicules, réduit les vergetures et bien plus encore. En plus d'huiles essentielles améliore est idéal pour soulager les tensions, bain de pieds, sommeil, apaisant enfant en colère et la détoxification. Quand il s'agit de nettoyer et d'usage domestique, les huiles essentielles est un merveilleux comme un aspirateur à toutes fins, naturels repousser les moustiques, peeling, bain, salle de bain, crème solaire maison, assainisseurs d'air etc ici est aperçu een van WAT jamais en dit boek vide :

Quelles sont les huiles essentielles ?

Maladies et traitement des huiles essentielles courantes

Utilisation des huiles essentielles pour perdre du poids

Huiles essentielles pour l'aromathérapie

Recettes d'huiles essentielles

Huiles essentielles pour les animaux de compagnie

Les huiles essentielles sont effectivement très petite taille moléculaire. Pour cette raison, ils sont très facilement absorbées par la surface de la peau. Ce sont certains des ingrédients plus exquis dans une grande variété de produits de soins personnels qui nourrissent, adoucissent et guérir. Une bonne chose, ce n'est pas accumulée dans le corps humain au cours du temps. Cet ouvrage a les réponses à toutes les questions que vous pourriez avoir à propos des huiles essentielles. Prenez un et je sais que vous ne le regretterez pas.

Introduction

Idéal pour la santé et à des fins médicales, les huiles essentielles sont parties très concentrée de la plante. Il est distillé habituellement faites de fleurs, feuilles, écorces, racines, tiges et autres éléments d'une plante, les huiles essentielles ne sont pas « pétrole » s'ils contiennent des acides gras. Connu, guérison, ils sont mentalement, émotionnellement et physiquement, huiles essentielles pour la beauté personnelle, aromathérapie, traitements naturels avec des détergents requis. Les huiles essentielles sont si bien dans le passé. Saviez-vous que les Égyptiens et les Juifs utilisé des huiles essentielles de plantes dans l'huile et le filtre à huile sur toile sac ? Montre clairement l'utilisation d'huiles essentielles qui sont d'une grande utilité.

Quand il s'agit de services, sont des huiles essentielles pour certaines choses. Huiles essentielles augmentent la concentration de l'étonnant traitement des contusions, pour améliorer la digestion, réduire les toux réduit les fringales, pour soulager les symptômes de la gueule de bois, etc.... Parler de comment utiliser le soin de peau et de beauté, huiles essentielles de travail comme un agent de blanchiment naturel parfumeur et dents et réduire les rides, traitement des pellicules, réduit les vergetures et bien plus encore. En plus d'huiles essentielles améliore est idéal pour soulager les tensions, bain de pieds, sommeil, apaisant enfant en colère et la détoxification. Quand il s'agit à des fins de nettoyage et de ménages, les huiles essentielles sont un merveilleux comme un nettoyant pour toutes les fins, naturels repoussant les moustiques, peeling, bain, salle de bain, crème solaire maison, assainisseur d'air etc..

En plus de leurs prestations sans fin, il y a une chose importante à savoir. Comment les huiles essentielles dans le corps ? Ce n'est pas le cas, voici la réponse. Si vous souhaitez utiliser les huiles essentielles dans le corps, il y a trois façons de le faire. Les huiles essentielles peuvent être appliquées sur la peau, ingérés ou inhalés. Gens en général, les huiles essentielles (en surface du corps) avec piscine, des massages, des packs et des aérosols. Vous voulez respirer des huiles essentielles, méthodes de détente sèche, diffuseurs, vapeur usagé et des aérosols. Les huiles essentielles à bien des égards sont appliqués en interne en ce qui concerne la consommation d'énergie. Toutefois, il devrait être sous la supervision d'un médecin agréé.

Merci pour ce téléchargement de livre. C'est ma ferme conviction que tout ce qui vous donne ce sont les réponses aux questions de leurs huiles essentielles.

Chapitre 1 - Introduction aux huiles essentielles

Ce qui est une huile essentielle ?

Les huiles essentielles sont très simplement l'essence de l'odeur de la matière végétale brute. Huiles de garder l'odeur caractéristique de la plante, tirée et généralement ses parents plant les noms : par exemple arbre ou origan huile de thé. Les meilleures huiles essentielles sans additifs obtenir une huile essentielle pure. La part du lion des huiles essentielles sont clair en couleur et ne sont pas vraiment grasse au toucher.

Quelles huiles essentielles ?

L'un des plus populaires huiles essentielles en aromathérapie utilisations. L'aromathérapie est la pratique consistant à utiliser odeur, y compris les huiles essentielles, changer et améliorer le bien-être physique et mental. Quelques exemples : les huiles essentielles de lavande pourrait avoir un effet relaxant, donc c'est un choix populaire pour les utiliser dans un diffuseur d'un parfum. Le parfum de citron et de menthe serait stimulant pour ces deux effets et sont souvent utilisés pour lutter contre la fatigue, épuisement et burn-out et d'améliorer l'aide de l'ambiance générale.

Certaines huiles essentielles sont également dans les produits de soins capillaires pour le traitement de l'acné (huile de théier), même la tonicité de la peau (lavande) et utilisé pour soutenir les femmes RID vergetures (néroli). Huile d'arbre à thé est un désinfectants antibactérien naturel et pour le traitement des infections de la peau, verrues, mauvaise haleine et les pellicules. Huile de géranium est une des astuces anti-âge incroyables, car il est dit que, sur demande, vieillissement de la peau avec une circulation saine brillance augmente ! D'autres, comme l'eucalyptus qui est utilisé pour aider dans la lutte contre la congestion et des problèmes respiratoires.

Un bref historique

Des milliers d'années, beaucoup de cultures ont découvert et bienfaits des huiles.

Égypte

Le peuple égyptien est bien connu pour ses réalisations dans la promotion de la culture et de la technologie. L'incroyable architecture des pyramides, la technique de la momification, le peuple des grands progrès de l'Égypte. Les Égyptiens furent les premiers à l'utilisation de l'aromathérapie et des huiles dans leurs médicaments et leur religion, en particulier le processus d'embaumement. Les dates du peuple égyptien de 3500 av. J.-c. utilisé plusieurs différentes méthodes d'extraction, y compris Enfleurage (un processus où le matériel végétal est répartie sur légumes

Huile ou graisse animale entre les plaques) et distillation (un processus dans lequel les plantes sont bouillies et la vapeur à l'essence de le œuvre).

Arabia

Lorsque l'Empire romain s'est effondré et le monde a été jeté dans le moyen-âge, arriva les cultures du Moyen Orient qui fait. Persa MEDICOS est généralement crédité de la distillation des huiles pour l'avantage maximum et la vente de plantes pour améliorer.

Dans le même temps, il est resté un moines - ont été dans de nombreux cas, l'équivalent des médecins pour leurs communautés, de l'utilisation des herbes et des huiles. Malheureusement, certains d'entre eux ont été vus comme de gens utilisent les éléments naturels, qui adoraient la cicatrisation. Ils ont été jugés et tués pour la pratique du Hekseri.

La Bible elle-même se réfère pour oindre de plus de 180 sur l'utilisation d'huile. Quelques références vous attendez : connect est en huit livres Enmirre en neuf livres de l'ancien Testament et le Nouveau Testament mentionné est mentionné. Mais les autres huiles sont aussi appelés : cannelle est mentionné jusqu'à la moitié dans les trois livres, Aralia à trois et à la coriandre. Fait intéressant, gree signifie mot pour « Christ » « oint. »

Temps modernes en Occident

1937 il Français parfumeur et chimiste René Maurice Gattefossé, que les services de santé reposent sur des éléments naturels. Gattefossé est crédité avec le développement du terme « Aromathérapie » dans les années 1900.

Gattefossé brûlé sa main dans son laboratoire. Occuper un liquide dans la main pour le processus de gravure se calmer, sa main qui coincé dans le liquide suivant dans son laboratoire de l'huile essentielle de lavande. L'huile faite main, de mieux se sentir et permettre à votre peau à guérir. Étonnamment, il n'y a aucune cicatrice de sa main. La recherche, Gattefossé Zelfskleine ont permis de découvrir l'une grande influence positive sur le corps, les quantités d'huile.

Au milieu du XXe siècle, construite sur les travaux du Dr Valet Gattefossé et correctement utilisé les huiles essentielles pour le traitement des soldats blessés.

Aujourd'hui les huiles essentielles

Encore aujourd'hui, les bienfaits des huiles tester la science moderne. Par exemple hôpitaux dans toute l'Europe étudie le système immunitaire Université possède des propriétés de l'encens et Weber State dans certaines études a trouvé que les huiles comme l'origan, la pénicilline dans sa capacité à tuer les micro-organismes sont supérieurs.

Quelles sont les huiles essentielles ?

Classe le plus les huiles essentielles ont surprenantes propriétés antifongiques, antibactériennes et antivirales. Ils peuvent être excellents composants dans la configuration des opérations de nettoyage domestique. Huiles essentielles, qui propage dans les produits de nettoyage sont suite menthe, citron, eucalyptus, pamplemousse, lavande, romarin et tea tree.

EOS sont effectivement très petite taille moléculaire. Pour cette raison, ils sont très facilement absorbées par la surface de la peau. Ce sont certains des ingrédients plus exquis dans une grande variété de produits de soins personnels qui nourrissent, adoucissent et guérir. Une bonne chose, ce n'est pas accumulée dans le corps humain au cours du temps.

Plusieurs études ont montré que Rosemary EO peut améliorer considérablement les performances de votre cerveau. Tout d'abord, odeur d'huile de romarin peut contribuer à améliorer la mémoire. Cela a été scientifiquement testé et éprouvé par le biais de l'administration de tests de performances et de se rappeler un certain nombre de personnes dans des conditions de test. Cela vous donne des informations sur les avantages scientifiquement dans différentes huiles inclus. Par ailleurs, un autre teste que les groupes, la lavande et le romarin EO avaient inhalé un profond sentiment de relaxation qui ne se présentent pas expérimenté.

Vous devrez varier entre huiles essentielles et huiles parfumées. Nous savons qu'elles sont ces produits sur le marché sous le nom du parfum sur toutes les huiles essentielles. Bien que les étiquettes peuvent être lues, qu'il est dérivé de produits naturels, ils sont des produits vraiment synthétiques et pas naturels. EOs est tout à fait naturelle, aucune entreprise ne peut breveter. Jamais, vous êtes capables, les huiles essentielles dans les ingrédients d'une recherche de pharmacie de médicaments. C'est précisément pour cette raison ne recommande pas les plupart généralistes de médecine EOs comme alternative aux médicaments sur le marché. En fait, depuis qu'ils ne sont pas brevetables, les fabricants de médicaments perdre jamais de temps et ressources à l'étude à leur sujet. C'est une des raisons pour la compréhension des huiles essentielles est limitée et le fait qu'il ne publie aucune recherche forte dans les huiles essentielles. Fin de l'information contenue dans les huiles essentielles aujourd'hui sont ceux expérimentés et transmis aux générations qui personnellement par milliers sur une longue période de temps dans l'histoire.

Pour préparer des huiles essentielles, ils sont un grand nombre de plantes nécessaires. Par exemple, il est étonnant de constater que seulement 1 livre des produits de EO souhaitées environ 4000 livres de roses bulgares. En revanche, seulement 100 à 110 kilos de plants de lavande donne un livre des huiles essentielles de lavande. Le grand nombre de plantes utilisées pour faire des huiles essentielles vous comprendrez pourquoi ils sont fortement concentrés.

Chapitre 2 - Les huiles essentielles pour l'aromathérapie et massage

Huiles essentielles bio et leur rôle dans le massage d'aromathérapie

Par rapport à que non biologique, biologiques huiles essentielles sont de loin supérieures en qualité. Les huiles organiques sont extraites ou des esprits des plantes, l'eau alimenté et cultivé sans l'utilisation des pesticides. Ainsi, même une très petite quantité d'entre eux nécessite une grande quantité de matières végétales. Ceux-ci sont utilisés par les 12 constellations différentes. Si ces huiles ont leur effet sur le peuple respectif avec une constellation particulière, ils sont largement utilisés dans divers types d'onguents et parfums de nos jours pour des résultats étonnants.

Fabriqués avec des ingrédients naturels

Ces huiles essentielles sont exempts de tout produit chimique et les produits fabriqués à partir d'ingrédients 100 % naturels. Si ceux-ci sont fabriqués à partir de plantes non traitées avec des pesticides, sont les possibilités de pollution zéro. Extraits de haute qualité sont disponibles dans les grands magasins. Si vous l'un des principaux centres de l'aromathérapie, trouver, qu'il être utilisé pour le traitement des visiteurs. Il se compose d'ingrédients naturels et sans aucun traitement chimique, cela pourrait être vigoureusement à l'intérieur.

Il respire la positivité

Son arôme et sa sensation de la peau ont un effet magique sur le corps et l'esprit. Ces huiles pénètrent positivité dans leur état de santé mentale, physique et spirituelle. Son effet est si fort que vous vous sentez énergique intérieur et aider le fonctionnement de la négativité, stress et frustration que vous ressentez pour vous garder calme et détendu. Étant donné que c'est spécifiquement utilisé pour les thérapies, fera en sorte qu'ils sont exempts de tout type d'effets secondaires.

Cette approche dans le système limbique du cerveau humain. Ces arômes de ces huiles agissent sur le cerveau de différentes manières. Ces arômes sont directement liés à des signes du zodiaque. Si vous en trouver un qui convient à votre signe astrologique, vous pouvez sentir la différence. Si ces objectifs d'huile et ont un effet direct sur le cerveau, de nombreux effets positifs dans d'autres domaines de son système physiologique.

Quels sont les différents types utilisés ?

Ces huiles sont disponibles dans toutes sortes de différentes espèces et variétés. Voici quelques unes :

Marigold

Ginger Clove bourgeon

Bergamote et orange

Huile de santal

Huile de pamplemousse

Huile de romarin

En dehors de cela, il y a des centaines de variantes de ces huiles, qui sont utilisés par les thérapeute-importantes conséquences pour l'utilisateur. Ces huiles sont uniques dans la saveur, couleur et texture. Ils sont très onéreux ; Mais compte tenu de l'impact incroyable qu'ils ont sur le corps humain et l'esprit, mérite certainement être coûteux.

Toutes ces huiles sont très bon marchés, mais la bonne application le rend plus efficace. Un aromathérapeute bien formé et expérimenté est la seule personne qui sait comment obtenir le meilleur effet avec l'aide d'eux. Alors, s'il vous plaît soyez au toucher pour un thérapeute et profitez des avantages.

Avantages de l'aromathérapie et des huiles naturelles

L'aromathérapie est une méthode de médecine alternative, que des extraits d'huiles essentielles sont utilisées pour soulager et rajeunir le corps de différentes façons. Différentes huiles ont des façons différentes pour soulager, mais tous les visant à la promotion et l'amélioration du fonctionnement du cerveau à long terme. Ces huiles ont utilisé depuis des centaines d'années tout au long de l'histoire et dans le monde entier.

Huiles d'aromathérapie peuvent être divisés en trois types principaux, y compris les cosmétiques, olfactifs et aromathérapie. Les huiles essentielles cosmétiques ou les huiles essentielles sont appliqués sur la peau pour une absorption dans l'organisme par la peau. Selon le type utilisé, vous bénéficier de votre corps en tonifiante, hydratation, séchage ou le nettoyage de votre peau. Le massage sur le corps à se détendre et se ressourcer vous appliquer. Certains des meilleurs exemples d'huiles qui sont utilisées à cette fin sont de jojoba, d'amande et pépins de raisin. L'olfactif

Huiles d'aromathérapie sont par inhalation. On prétend qu'une fois senti l'odeur de déverrouillage souvenirs et même d'encourager corps reformulés dans la façon la plus naturelle.

Les huiles essentielles peuvent être très bénéfiques dans l'amélioration du bien-être du corps et relaxation. Certains des avantages communs de l'aromathérapie ;

Insister sur la réduction et la relaxation, améliore la circulation sanguine pour augmenter l'éclairage système immunitaire et le système respiratoire des divers léger inconfort et le vote. Autres avantages pour la santé associés à l'utilisation des huiles essentielles et comprennent la guérison des plaies, régulation hormonale, la réduction de la congestion, les problèmes menstruels et soulager les crampes, réduisent l'inflammation et meilleure digestion. Les plus naturels et huiles essentielles agissent en odeur. Le corps (une fois exposé à l'odorat) déplace l'inspiration et les nerfs de l'odeur de la lampe dans le cerveau, en particulier la partie, notre capacité d'apprentissage, mémoire et humeur s'assoit. Si la zone est stimulée par la libération de nombreuses substances chimiques bons sentir améliore la capacité du corps à se détendre tout en augmentant l'atmosphère stimulante.

Les huiles essentielles en aromathérapie utilisations être enlevé lui-même, feuilles, racines et écorce rend certaines parties de plantes naturelles diverses, fleurs. Ici, nous voyons plusieurs huiles de services de l'aromathérapie. Huile d'arbre à thé est connu comme un programme antivirus, antifongique, antiseptique et stimulant immunitaire. Aide également dans le traitement de la sinusite, la toux et l'asthme, pour soulager le traitement de l'acné et les pellicules. Vous bénéficiez également de personnes atteintes de dépression, de stress et de déficits mentaux. Utilisation de ce produit comme une huile aromatique peut aider à améliorer la circulation du sang et des ganglions lymphatiques.

Lavande a stimuler des capacités, améliorer l'endurance, réduire les risques associés à la tension artérielle, réduire le stress ou la dépression, soulager l'insomnie et soulager la douleur de la croissance cellulaire de la peau. Brûlures d'estomac aider huile balance citron pour guérir les maux de gorge et réduire la cellulite. Huile d'eucalyptus à base de plantes naturelles peut aider des diurétiques et des problèmes respiratoires. La menthe aide à réduire la douleur et améliorer la digestion et réduire l'enflure et des nausées. Le gingembre est très utile dans l'amélioration de la viscosité du sang, secours d'appétit augmentée la douleur musculaire et le ballonnement de l'estomac et des nausées. Pour résumer tout ce que les plantes naturelles dire ont une valeur lorsqu'il s'agit de l'aromathérapie. Avant toute utilisation doit cependant identifier important, tout d'abord, ce que les produits que vous utilisez peuvent bénéficier.

Chapitre 3 - Les plaintes générales et le traitement des huiles essentielles

Allergies

Les meilleures huiles : camomille, mélisse, lavande, bergamote, menthe, helichrysum, citron, eucalyptus et basilic,

Comment : utiliser : mélanger 60 gouttes 40 gouttes de lavande, bergamote, genièvre et 40 gouttes 20 gouttes de menthe dans une bouteille. Mélanger le mélange de 8 gouttes 4 cuillères à café huile d'amandes douces et de massage sur la zone touchée.

Douleur de tête

Les meilleures huiles : Helichrysum huile, huile d'eucalyptus (recommandé pour les maux de tête sinus) et de la menthe ou huile de menthe poivrée dans

Afin d'éviter les huiles : ylang ylang. Ce qui rend le mal de tête inséré, si en excès.

Comment : utiliser : mélanger 10 gouttes de l'un de ce qui précède mentionnés huiles essentielles à base d'amandes huile 1 once dans un verre. 2 à 4 gouttes dans le cou, le front et les tempes. Massage sur.

Stress

EOS, quel stress incluent ylang ylang (communiqué de frustration et colère), rose (à souligner), vanille (analgésiques), marjolaine (pour le chagrin et la douleur), bergamote (pour l'anxiété légère), encens (pour se détendre), vétiver (rassurant si vous être en colère), camomille (pour dormir et calmant), lavande (insomnie)

Comment : utiliser : une des huiles essentielles sont en support à un ratio de 01:10 mixtes et sur votre corps s'appliquent.

Pour l'insomnie

Les meilleures huiles : sauge, lavande et huile de Roman Chamomile

Éviter les huiles : pamplemousse, cyprès, menthe poivrée, romarin et citron

Comment : utiliser : appliquer quelques gouttes sur une boule de coton dans le quartier du coussin ou dans une salle de bain de la nuit.

Pour les pellicules et les démangeaisons du cuir chevelu

Les meilleures huiles : Eucalyptus, menthe, patchouli, Ylang-Ylang, arbre, thé, genévrier, sauge, lavande et romarin.

Utilisation : Mélanger de l'huile dans le shampooing et masser le cuir chevelu un peu après la douche.

Pour l'acné

Les meilleures huiles : arbre de Jojoba, de lavande, de géranium, de Coco et de thé

Comment : utiliser : choisissez un transporteur de pétrole et les mélanger avec 1 goutte de géranium, 5 gouttes de tea tree OIL, 6 gouttes de lavande et 1 oz FL. Dans un bocal, étroitement de jojoba. Appliquez-la sur votre visage, le dos ou le cou. Éviter tout contact avec les yeux, les nez, les lèvres et les oreilles.

Pour sexe hard

Les meilleures huiles : bois de santal, cardamome, Orange, ylang-ylang, patchouli, sauge, bergamote, rose et néroli.

Comment : utiliser : un massage avec une personne ou d'un bain sexy de prendre une des huiles.

Froide

Les meilleures huiles : l'huile de l'écorce de la cannelle, huile de lavande, huile de clou de girofle et huile d'orange douce

Comment : utiliser : 5 gouttes de chaque huile dans la bouteille. 10 gouttes du mélange dans un bol avec de l'eau et placez une bougie vers le bas. Après quelques minutes, l'odeur est émis dans l'air et respirer.

Constipation

Les meilleures huiles : menthe

Comment : utiliser : prendre 1 cuillère à café de menthe jusqu'à 5 fois par jour

Chapitre 4 - Les huiles essentielles pour perdre du poids

Utilisation des huiles essentielles pour perdre du poids

De nos jours, les gens considèrent est grand peuple de bonne taille. En bon état, un état d'un grand nombre est admiré. Parce qu'il aide à construire leur confiance. Toutefois, si vous pensez que vous avez à faire pour mettre en forme et presque rompre les tapis de course, alors vous êtes juste penser. Conserver uniquement les grosses machines et, dans le cas des huiles essentielles.

C'est un fait que l'huile essentielle est bon à jeter des kilos car c'est gratuit pour un effet secondaire. Les huiles essentielles en Inde sont déjà depuis de nombreuses années en cours d'utilisation. Ces huiles sont utilisées pour les diverses cérémonies, de thérapie et de l'embaumement. Les huiles essentielles ne sont pas huileux, mais sont en fait sous la forme d'une distillation de parties de plantes, qui lui a apporté des fleurs, écorce et laisse. Les produits survenant après l'intervention de distillation sont des constituants chimiques. Ces huiles dans la peau de la personne sont enregistrées avec le processus de l'aromathérapie. Ceux-ci sont signalés par les narines. Ces huiles ont des propriétés qui sont très puissants et très petits, afin qu'ils entrent dans la circulation et les cellules du corps. Si les éléments de la nature, les huiles avec la capacité naturelle du corps à brûler des calories. En fait, tous l'huile se débarrasser de la graisse ont choisi, n'ont aucune bonne alimentation à suivre.

Utilisation des huiles essentielles

Les huiles essentielles sont généralement appliquées sur la plante des pieds. Puisque c'est le plus grand nombre de pores présents dans la plante des pieds, afin que l'huile sera absorbée plus rapidement. Ces huiles sont distribués dans les airs avec un diffuseur. Les huiles essentielles en pénètre tout d'abord par le système olfactif et le seul moyen, puis de les nourrir dans la circulation sanguine.

Cannelle

Huile de cannelle se compose des propriétés qui aident à contrôler des niveaux de sucre dans le sang. Pour réduire le risque de diabète, car elle aide à réguler la glycémie. En outre, la cannelle est la fonction du foie, perte d'équilibre, aidant dans le temps avec les taux sériques de lipides et le poids.

Citron

Il est connu comme un détoxifiant naturel. L'huile extraite de citron aide à réduire l'appétit. Citron a toujours été désireux de débarrasser le corps des toxines et perdre du poids.

Gingembre : une partie très importante dans la cuisine, le gingembre est bien connu pour le refroidissement de l'estomac et doit passer par l'intermédiaire de propriétés de combustion des graisses, la perte de poids.

Menthe

La Mentha piperita menthe poivrée huile sera par distillation à la vapeur, l'eau de menthe et Mentha Spicata était une pièce de monnaie de l'hybride en croisant. Cette plante pousse dans le monde entier, il était initialement prévu, qui a été trouvé seulement dans les régions méditerranéennes. L'huile distillée est un liquide clair et transparent avec une touche de jaune et une saveur très particulière.

Il est traditionnellement utilisé dans la perte de poids, surtout quand thé à la menthe.

Bergamote

Il stimule le système endocrinien au sentiment de calme et détendu, produire, à qui combat l'hyperphagie associée à un stress émotionnel. Cette loi de promotion de la perte de poids de bergamote EO, comment ils soulignent à quel lutte conduit à trop manger.

Bois de santal

Il joue un rôle dans la perte de poids, il y a un grand effet sur le système digestif. Bois de santal améliore les fonctions de l'intestin et estomac et cela rend logique qui influe sur le poids, dit-il.

Mandarin

Il est faible en gras et en calories (100 g = 53 calories et 100 g = 0,3 g de matières grasses dans l'alimentation). Ceci démontre hors de tout doute qu'elle a un rôle de perte de poids importante.

Géranium rose

AE stimule géranium système lymphatique et aide à se débarrasser de l'excès d'eau de l'organisme. À son tour, cela aide à réduire le poids.

Chapitre 5 - Les huiles essentielles pour améliorer le bien-être

Paix et Bonheur

Bergamote, géranium, citron, néroli, rose, encens, santal, pamplemousse, Orange, ylang-ylang

Dépression

Sauge, lavande, bergamote, géranium, Roman Chamomile, ylang ylang, mandarine, pamplemousse, helichrysum, jasmin, encens, citron, néroli, Orange, rose, bois de santal

Peur

Bergamote, jasmin, vétiver, cèdre, sauge, Roman Chamomile, pamplemousse, Orange, citron, néroli, encens, bois de santal

Stress

Ylang ylang, mandarine, bois de santal, romaine camomille, lavande, bergamote, sauge, encens, géranium, néroli, rose, pamplemousse, jasmin, Benjoin, patchouli, vetiver

Chapitre 6 - Essentielles huiles recettes

Huiles essentielles pour les recettes de santé

Ombre au tableau : Frio

8-10 gouttes de pin

8-10 gouttes d'eucalyptus

Ajouter au bain par inhalation. Respirer régulièrement. Oreiller à côté du nez. Cela ouvre les sinus et débarrasser aussi contribue à la congestion dans la tête. L'eucalyptus est aussi actes comme un antiseptique naturel.

Pied d'athlète

2 gouttes de lavande

3 gouttes de tea tree

4 à 6 gouttes d'huile

Mix s'appliquent dans votre paume et entre les orteils des pieds et des orteils.

Mix répéter ce processus au moins deux fois par jour.

Détente de la pression artérielle

25-30 gouttes de sauge sclarée

7-9 gouttes de jus de citron

8-9 gouttes Marjolaine

9-10 gouttes d'ylang ylang

Goutte à goutte dans une bouteille et remplissez d'huile de choix pour le massage.

Appliqué sur la peau à absorber.

PMS-bain

Chaud pour exécuter, puis ajoutez le code suivant dans la baignoire :

5 gouttes de sauge

5 gouttes d'ylang-ylang

4 gouttes géranium

Huile de mélange dans un bain puis se nourrissent et se détendre pendant 25-30 minutes.

Constipation

8-10 gouttes de citron jus

10-15 gouttes romarin

5 à 7 gouttes de menthe

3 cuillères à soupe d'huile huiles diluées en massage.

Massage de l'estomac au moins deux fois par jour.

Infection de l'oreille

Ajoutez 2 cuillères à café d'huile de massage

2 gouttes de thym

4 gouttes de tea tree

3 gouttes de lavande

Masser la zone autour de l'os de l'oreille et la joue.

La composition de maux de tête

5 gouttes de menthe

20-24 gouttes Marjolaine

20-24 gouttes lavande

Ajouter des gouttes de bouteille jaune puis remplir avec massage aux huiles essentielles de choix.

Utilisation pour la tête et du cou

Huiles essentielles pour les recettes bien-être

Smoothie orange de Julius

1 grand, mûr orange juteuse

1 cuillère à café orange peel

1 c. à soupe de noix de coco au sol

1 tasse de lait de coco

1 morceau de vanille

1 cuillère à soupe graines de chanvre

2 gouttes d'huile essentielle d'agrumes frais

Mélanger tous les ingrédients sauf les agrumes frais, EO, jusqu'à ce qu'il est doux.

Ajouter lentement les agrume frais EO et mélanger pendant 30 secondes.

Boisson probiotique Orange Crush

Huile essentielle de mandarine 2 gouttes

Goût original bouteille Kombucha

Glace

Ajouter tous les ingrédients dans un verre et profiter de

Noix de coco ananas Mojito

1 1/2 tasse eau de coco

3/4 tasse de jus d'ananas bio

5 gouttes de citron

15 feuilles de menthe fraîche

4 onces de rhum

1/2 tasse de cubes de glace

1 cuillère à café de miel (facultatif)

Béguin menthe et sont divisés en 2 verres.

Ajouter la tasse de cubes de glace.

HE de citron vert, jus d'ananas, l'eau de coco, miel et le rhum dans un cocktail.

Salade de fruits avec huile essentielle d'orange

1 chopine de bleuets

1 livre de fraises, coupées en deux

couper 4 Pêches moyennes, coupées en tranches

3 kiwi, coupé

2 cuillères à soupe de miel

4 gouttes jeune vie Orange

Mélanger l'huile-Orange et le miel dans un bol et mettre de côté pour cette liqueur aromatisée orange

Donner les fruits dans un bol et saupoudrer le mélange de miel et mélanger jusqu'à ce que les légumes sont uniformément enduites.

Servir et déguster

Riz de coriandre-lime

1 tasse de riz cuit

2 tasses de maïs

Fromage cheddar, râpé

1 botte de feuilles de coriandre, hachée ou haché finement

Jus de 1 citron

1 boîte de piments vert, en dés

1 boîte égouttés de haricots noirs et rincés

2 gousses d'ail

2 cuillerées d'huile, divisée

1 boîte de tomates en dés

1 oignon, tranché finement

Yogourt ou crème sure

Dans une casserole au four 1 cuillère à soupe d'huile d'olive chaude 1 minute, ajouter l'oignon et la tendresse. Ajouter l'ail et cuire pendant 2 minutes.

Combiner plusieurs 1EL huile, coriandre, oignon EO de mélange et de citron. Ajouter le riz et ensuite jeter sur niveau. Pour utiliser le riz comme plat d'accompagnement, vous devez vous arrêter ici.

Pour faire un repas, vous pourrez peut procéder tel que décrit ci-dessous.

Mélange de piments verts, maïs, tomates et haricots dans un récipient séparé.

Sur une plaque, un riz cuillère avec une cuillère à soupe du mélange de haricots et fromage cheddar, puis couvrez sertie de masse d'yaourt et de coriandre.

Trempette de hoummos

1 cuillère à soupe ail, hachées

1/4 tasse d'eau

3 cuillères à soupe d'huile d'olive

1 boîte de haricots, pelées

6-9 gouttes de vie jeune de jus citron

Sel et poivre

Haricots et en dehors de la réserve.

Dans un mixeur, mettez tous les ingrédients.

Mélanger jusqu'à ce qu'elle soit lisse.

Arroser d'huile d'olive et servir avec les garnitures de choix

Huiles essentielles pour les recettes enfants

Immune boost pour les enfants

1 goutte d'encens

2 gouttes d'origan

3 gouttes de Melaleuca

Mélanger 3 gouttes de protection

Transporteur de pétrole (jojoba, amande, etc.)

Taches sur la plante des pieds avant d'aller au lit.

Mélange d'enfants approche {idéal pour l'école et de la tâche}

3 gouttes d'Orange sauvage

3 gouttes de menthe

Transporteur de pétrole (jojoba, amande, etc.)

Mélanger les ingrédients et pour votre corps.

Anti-Critter Roll-on

2 gouttes de menthe

2 gouttes de menthe

2 gouttes de romarin

2 gouttes d'eucalyptus

2 gouttes de Melaleuca

Transporteur de pétrole

Tous les ingrédients dans une bouteille et un papier dans le cou et derrière l'ou

Aceites esenciales recetas para ancianos

Stimuler l'immunité

2 gouttes de menthe

2 gouttes d'origan

1 goutte de Melaleuca

3 gouttes de clou de girofle

3 gouttes de jus de citron

Transporteur de pétrole

Mélanger les ingrédients et appliquez sur les poupées et le dessous des pieds pour stimuler l'immunité.

Coup de pouce surtout immunitaire

2 gouttes d'encens

5 gouttes de Melaleuca

3 gouttes d'origan

Transporteur de pétrole (noix de coco, huile de jojoba)

Mélanger les ingrédients et appliquez sur les poupées et le dessous des pieds pour stimuler l'immunité.

Pour apaiser les préoccupations

5 gouttes de lavande

8 gouttes de menthe poivrée

5 gouttes de Roman Chamomile

3 gouttes d'encens

Transporteur de l'huile (amande, jojoba)

Mélanger les ingrédients ensemble et de front, de temples et de la nuque.

Chapitre 7 - Pourquoi les huiles essentielles guéries par rapport aux médicaments

Après un traitement médical, thérapie naturelle est la méthode la plus utilisée du traitement. Mais il est très lent et est un peu difficile à utiliser. Il fonctionne également avec la nécessité pour l'aromathérapie méthode plus simple et plus efficace à l'origine une alternative qui permet non seulement de guérir des maux physiques, mais aussi l'esprit et l'âme. Elle s'applique à différents types d'huiles, qui sont connus comme les huiles essentielles.

Médicaments sur ordonnance sont des dangers intrinsèques. Malgré l'attention prescription par le médecin et la complaisance du patient dans les ordres suivants donnés par le docteur dommages et accidents mortels se produisent. Selon les Centers for disease control plus de 100.000 personnes aux Etats-Unis meurent recette, mais les recettes chaque année, aucune violation des drogues, médicaments, drogues illicites ou de surdosage. Tous les dix jours, le règlement des médecins mourir plus de gens que ceux qui sont morts dans l'attaque 9/11.

Substances naturelles non toxiques sont facilement éliminées de l'organisme si elles ne sont plus utiles pour le corps. Cependant, il n'est pas le corps incapable de métaboliser les substances synthétiques, qu'à recevoir. Vous vous retrouvez dans le corps des années ou même de la vie, c'est dangereux et nuisible, parce qu'il interfère avec le fonctionnement des autres organes. Ceci explique pourquoi les traces de drogues se trouve inclus dans les décennies de l'enfance il y a dans votre corps.

Au contraire, métabolise les molécules simplement naturels du corps comme EOs. En fait créé, travailler sur eux. Une fois dans le corps, EO sont des molécules à des fins thérapeutiques, des recettes pour le foie et les reins, et il est ensuite éliminé de l'organisme.

Huiles essentielles par rapport aux medicaments

Huiles essentielles et les drogues agissent de différentes façons. Tout en désintoxication de drogue long du corps, huiles essentielles. EOS propres récepteurs de confondre les médicaments fonctionnent et masquer les emplacements de récepteur.

Le système immunitaire est causé par les médicaments, déprimés, alors qu'elle est renforcée par l'EOs. Antibiotiques détruit aveuglément des bactéries, bonnes et mauvaises bactéries. Les bonnes bactéries dans le corps pour EOS tandis que plutôt à tuer les méchants.

Les médicaments sont un sens en trois dimensions qui sont programmés pour faire certaines actions dans le corps, sans vérifier si le corps ou non. EOS sont multidimensionnelles signifie qu'il possède l'intelligence qui leur permet de restaurer un État homéostatique de la santé pour le reste du corps.

Le tableau suivant présente la comparaison entre médicaments et EOS

Industrie pharmaceutique	Huiles essentielles
Propriétés	Propriétés
Artificiel, génie génétique	
	Naturel, sauvages ou cultivées organiquement ouvré
Certains principes actifs bien connus (1 ou 2)	
Tous les lots semblent	
	Pas tout le monde connaît des centaines d'ingrédients,
Artificielle, peuvent ├¬tre brevet├┌s	
	Aucune partie n'est comme les autres

	Dieu ne créa pas brevetable.
Effets et suivi	Effets et suivi
Il n'y a aucun médicament antiviral	Antiviral
Il entrave la fonction naturelle	Il fournit la fonction naturelle
Nombreuses interactions nuisibles	Aucune interaction nocive
Il interrompt la communication entre les cellules	Améliore la communication cellulaire
Enchevêtrées et éléments de la mémoire cellulaire (ADN)	Il améliore et restaure la cellule mémoire correct (ADN)
Récepteurs de blocs	Propre sitios Web Receptores
Clé pour le système immunitaire	Construire le système immunitaire
	Équilibre émotionnel

Déséquilibre émotionnel	Effets positifs
Effets secondaires nocifs	Elle conduit vers le bien-être et l'autonomie
Il aboutit à une maladie chronique et dépendance	
Paradigme de la philosophie	Paradigme de la philosophie
Naturel, sensibles et vulnérables aux maladies	Bien-être des animaux doit être naturel, invulnérable à l'état de la maladie
Il est supposé que corps et esprit ont besoin d'aide extérieure, Helen	On suppose que le corps et l'esprit pour l'auto-guérison
S'est effondré, les préoccupations de la séparation avec les	

parties du corps, des émotions et des pensées	Corps holistique, intégré et l'âme en tant qu'unité
La variété des défenses naturelles et attaque la maladie elle-même	Pour construire les défenses naturelles et permettre au corps de la maladie
Niveau externe traite des symptômes graves	Niveau interne d'intelligence couvre cellulaire
Racines séculaires, historiques matérialisme motivés par l'argent	Racines théistes, historiques de la religion en tant que prêtre de guérison

Chapitre 8-Essences pour animaux de compagnie

Huiles essentielles pour une utilisation en pet

L'approche saine tout-naturel à l'amélioration de la qualité de vie de votre chien avec l'aromathérapie est des huiles essentielles pour animaux de compagnie. Comment puis-je être travail sécuritaire aromathérapie ? Cuisson des biscuits maison pour voir si cela vous met dans une meilleure humeur ! Supposons maintenant, et votre chien peut sentir. Adopté les huiles essentielles de plantes, une plante est 100 % d'huile, huiles essentielles pour les animaux, bien sûr, le physique ou bien-être psychologique du votre chien bien-aimé produit et de diverses façons à améliorer. Il existe plusieurs huiles qui sont utilisées à des fins différentes dans votre animal de compagnie.

Huiles essentielles et leur fonction :

Huile d'eucalyptus contribue à apaiser des maladies respiratoires.

L'encens aide à stimuler le système immunitaire et aide les tumeurs et les verrues.

La lavande est utile pour le traitement des coupures et des brûlures. L'inhalation de lavande peut aider à calmer un chien hyperactif.

L'origan est une huile antibactérienne forte qui est efficace, si elle est inhalée.

Huile de soin citron peut servir comme alternative à l'huile de citronnelle. Il agit comme un insectifuge.

Naioli est utilisé comme une alternative à l'huile d'arbre à thé. L'application topique permet les allergies de la peau et AIDE à la guérison des infections de l'oreille.

Rosemary est utilisée pour l'arthrite, de redistribuer les puces et les poux. Également utilisé dans les irritations de la peau.

Huile de menthe poivrée peut être utilisé pour un chien paresseux lentement actif et supprimer pour faire.

Ce sont quelques-unes des huiles essentielles utilisées dans les mélanges peuvent être, améliorer la santé de votre animal de façon naturelle. Toujours recommandé, un manuel détaillé sur l'utilisation et l'huile dans le mélange, il blessera pas votre chien dans un moyen de ne pas.

À noter les conseils importants lors de l'achat des huiles essentielles pour les animaux de compagnie

Les huiles essentielles sont de grands cadeaux pour la santé des humains et des animaux. Extrait d'herbes et de plantes avec des méthodes différentes, des huiles essentielles à notre époque historique. Différents types de EOs sont utilisés pour traiter une variété de symptômes chez les humains. Les huiles essentielles font partie intégrante de l'aromathérapie et ont de grandes vertus thérapeutiques. Certaines choses que vous devez savoir sur l'utilisation des huiles essentielles est la bonne manière, et cet article vous aidera à cet égard.

La majorité des huiles essentielles est très puissant et pas, que l'animal sans dilution doit être appliqué selon les mesures prescrites. Également comme un transporteur de pétrole pour diluer les huiles essentielles les huiles répertoriées. Ces sociétés comprennent la dilution, les cires, les alcools et les autre beurre de noix. Parce qu'ils existent réellement dans des concentrations élevées, ça pourrait être à la fin de votre peau en appliquant dans sa forme pure sans endommager la dilution.

C'est la chose la plus importante à noter à propos des huiles essentielles. Ne stockez pas à la portée des enfants. Aussi, ne jamais laisser contact devant les huiles pour animaux de compagnie. EOS est recommandé pas pour usage interne. D'autre part est jamais les huiles essentielles comme eucalyptus devraient consommer Wintergreen. Alors que certains de ces huiles essentielles en dilution dans des produits utilisés comme dentifrice, consiste à déterminer que vous êtes besoin de cette façon. En effet, certaines huiles essentielles toxiques prendre non pas à cause d'un contact avec la peau. Vous pouvez trouver, mais aucun ces huiles essentielles dans les magasins ne vendus. Il est rare d'obtenir. Les bienfaits des huiles essentielles pour les humains contenant sont quelque chose ne pas à sous-estimer. Lorsqu'il est utilisé avec discrétion sous les conseils d'experts, des huiles essentielles conduisent à un étonnant degré de guérison et de bien-être.

Utilisation des huiles essentielles pour animaux de compagnie

Les gens adorent les animaux, parce qu'ils sont un signe de l'amour inconditionnel, innocence et la joie de leurs propriétaires. Amour de notre part les amis animaux de notre vie et nous voulons faire avec nous.

Mais parfois, un animal dans nos vies, qui est un peu comme « out there ».

La crainte que nos amis les animaux, qui peuvent paraître fous nous. Mais, mais entièrement et complètement justifié cette crainte dans l'esprit de votre animal.

S'appliquent aux huiles essentielles à nos animaux de compagnie peuvent aider leurs peurs

Calme, de lavande et de Roman Chamomile, pour calmer votre animal de compagnie : EOs

Ces trois EOs peut être utilisé pour soulager les souffrances de votre animal. Pour les situations tels que ceux utilisées : une visite chez le vétérinaire bureau, traumatisme, deuil et dépression, abus, problèmes de divorce, d'hyperactivité et toute autre situation qui au stress pour l'animal peut entraîner.

En raison de leur sensibilité, huiles essentielles, il est bon de se rappeler, quand il s'agit d'individus, soit plus que suffisant dans la mise en œuvre de l'EOS.

Les huiles essentielles doivent être dilués avec un transporteur de pétrole tels que l'huile d'amande et l'huile d'olive. Le coefficient de dilution est de 1:1 (huile essentielle : huile) pour les chevaux et les chiens. Coefficient de dilution est pour les chats 01:10 (huile essentielle : transporteur de pétrole).

Soyez prudent lorsque vous utilisez des huiles essentielles avec des chats. Les chats sont très sensibles aux EOs et certaines huiles essentielles sont potentiellement dangereux pour eux. Ces huiles sont le thym et l'origan, riche en phénols. Chats ne peuvent pas digérer efficacement phénols. C'est en raison de leur manque d'enzymes suffisantes pour digérer les phénols. Éviter de paix et tranquillité avec leurs chats en mesure car il contient de faibles niveaux de phénols et d'huiles d'agrumes, chats n'aiment pas trop. Les huiles essentielles, certainement en usage chez les chats sont des exemples de Roman Chamomile et huiles essentielles de lavande sont très sûrs pour les chats.

Les huiles s'appliquent à votre animal de compagnie :

Pour calmer les chiens :

Mélanger une goutte de Roman Chamomile, lavande ou apaisant EO avec une baisse d'huile de porteur. Frottez-le sur tout le corps du chien. Demande, si vous voulez que votre chien est stressé.

Pour calmer les chevaux :

Mélanger 1 goutte de lavande ou Roman Chamomile avec une goutte d'huile d'olive bio. Frottez-le sur les extrémités de l'oreille, de nez ou de son cheval des bandes de Cornet. Demande, si le cheval est désespéré.

Télécharger le chat :

Mélanger 1 gouttes de Roman Chamomile, de paix et de tranquillisants ou d'huile essentielle de lavande avec 10 gouttes d'huile d'olive bio. Le haut de frotter des écouteurs du chat et de l'ensemble du corps. Demande, si le chat est en danger.

Conclusion

Depuis les temps anciens, les goûts et une partie de la vie d'une manière ou d'autres saveurs. Parfums et saveurs des matériaux utilisés dans la vie quotidienne et jouent un rôle important dans la vie quotidienne. Presque tout de la confiserie, les cosmétiques et les soins personnels a une saveur ou un parfum. Bien sûr, ils viennent de sources, les nombreuses espèces animales et végétales.

Granules chez les plantes peuvent trouver huiles essentielles dans les salles pour la cellule. Ces glandes sont tributaires de la physiologie et la morphologie de la plante n'importe où. Ces glandes se trouvent dans les tiges, fleurs, écorce, bois, racines et les feuilles. L'échec de ces glandes par pressage, frotter ou réchauffement conduit à l'extraction des huiles essentielles. Une huile essentielle est composés aromatiques volatils, hydrophobes, dans la nature.

Les huiles essentielles peuvent par distillation ou expression par fabriqués chaque extraction par solvant. Ils sont utilisés en parfumerie, aromathérapie, encens, cosmétiques, médicaments, boissons et produits du goût. Ils sont souvent utilisés dans l'industrie alimentaire et les parfum très précieux des matières. Les huiles essentielles sont connues, ont beaucoup d'avantages. Ceux-ci aident le traitement de diverses maladies et aussi un rôle majeur dans les soins du corps.

Cette huile apaise arôme la tranquillité d'esprit, le corps et donc partie intégrante des séances d'aromathérapie. L'huile d'eucalyptus est connu pour promouvoir l'huile de menthe poivrée et de maladies des voies respiratoires et antimicrobien. Nombreux extraits de plantes médicinales utilisées en aromathérapie. Ils sont fréquemment utilisés dans les produits modernes. Vous sont extraits et produits utilisés dans l'encens, les cosmétiques, les parfums et les bain parfumé. Le pouvoir de guérison de ces huiles est devenu très populaire partout dans le monde. Il soulage le stress et permet également l'humeur édifiante. Ils sont connus pour ses propriétés antiseptiques et antibactériennes. Il y a une augmentation énorme de l'utilisation des huiles essentielles dans ces dernières années. Aromathérapie est considéré par beaucoup comme une médecine alternative.

Encore une fois, Merci pour le téléchargement de ce livre.

Affichage des livres

ARNOLD YATES

1-Musculation : construire des muscles et de maintenir en permanence les dimensions : 10 X les résultats et développer le physique souhaitée.

2-Gymnastique : guide complet pour le poids des exercices du corps, le corps de rêve construire en 30 minutes

3 Régime Atkins perdre du poids et se sentir bien avec les astuces et recettes

4-Des solutions à haute pression : 40-Super foods, qui bien sûr de réduire votre pression artérielle

Juste pour dire « Merci » pour l'achat de cet ouvrage.

Je tiens à vous donner « 6 principes 6 Pack »

ABS « dans la valeur de 19,99 $.

.

PAR GRATUIT

S'IL VOUS PLAÎT, CLIQUEZ ICI